Exposición profesional a substancias nocivas en suspensión en el aire

Repertorio de recomendaciones prácticas de la OIT

Exposición profesional a substancias nocivas en suspensión en el aire

---

Oficina Internacional del Trabajo Ginebra

ISBN 92-2-302442-0

Primera edición 1980

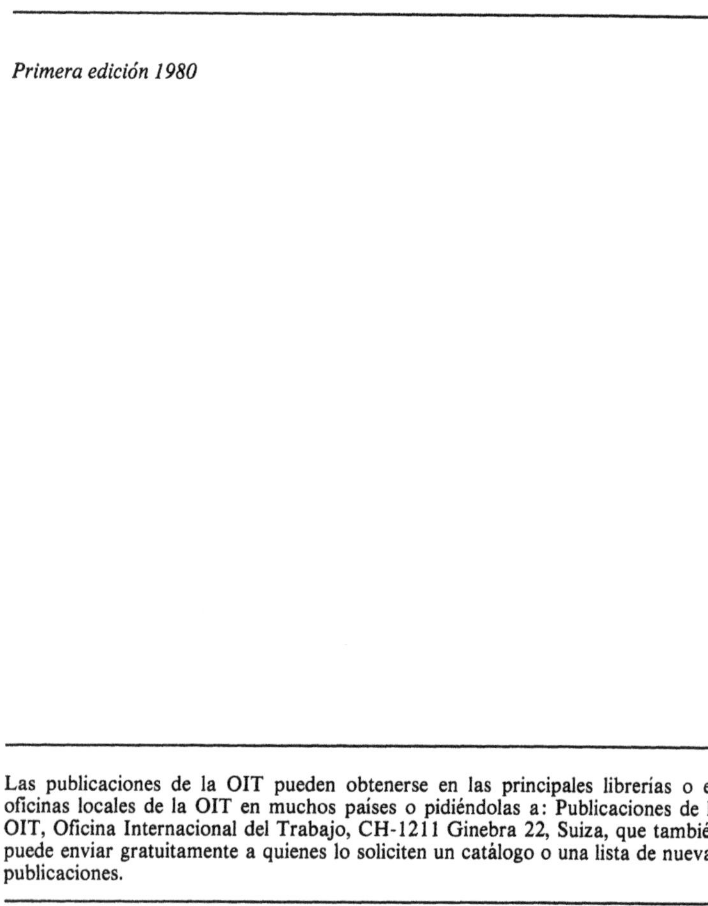

Las publicaciones de la OIT pueden obtenerse en las principales librerías o en oficinas locales de la OIT en muchos países o pidiéndolas a: Publicaciones de la OIT, Oficina Internacional del Trabajo, CH-1211 Ginebra 22, Suiza, que también puede enviar gratuitamente a quienes lo soliciten un catálogo o una lista de nuevas publicaciones.

Impreso en Suiza

Prefacio

El presente Repertorio de recomendaciones prácticas responde a una resolución sobre el medio ambiente de trabajo adoptada por la Conferencia Internacional del Trabajo en su 59.ª reunión (junio de 1974). Junto con el Repertorio de recomendaciones prácticas sobre la protección de los trabajadores contra el ruido y las vibraciones en los lugares de trabajo, sirve de complemento al Convenio núm. 148 y a la Recomendación núm. 156 sobre el medio ambiente de trabajo (contaminación del aire, ruido y vibraciones), adoptados por la Conferencia Internacional del Trabajo en su 63.ª reunión (junio de 1977).

El Repertorio fue aprobado por una Reunión de Expertos sobre los límites de exposición a substancias nocivas en suspensión en el aire, organizada en Ginebra del 21 al 28 de noviembre de 1977 por la Oficina Internacional del Trabajo, con la participación de la Organización Mundial de la Salud[1]. Más tarde, el Consejo de Administración de la Oficina Internacional del Trabajo decidió, en su 205.ª reunión (febrero-marzo de 1978), obtener comentarios más detallados sobre este texto, y en enero de 1980 fue convocado un pequeño grupo consultivo técnico[2] para que elaborase el texto definitivo del Repertorio a la luz de los comentarios recibidos.

El Consejo de Administración de la OIT aprobó la publicación del Repertorio en su 212.ª reunión (marzo de 1980).

El Repertorio está redactado con suficiente flexibilidad para que pueda adaptarse a la evolución tecnológica. Los principios que enuncia son objetivos que pueden alcanzarse en etapas sucesivas en los distintos países y empresas de acuerdo con las circunstancias y posibilidades locales.

---

[1] Véase en el apéndice B la lista completa de las personas que participaron en la Reunión de Expertos.

[2] El grupo consultivo técnico constituido por el Consejo de Administración estuvo integrado por el Dr. A. Rothan, presidente de la Reunión de Expertos; el Sr. S. J. Silk, presidente y ponente del grupo de trabajo establecido por la Reunión de Expertos (véase apéndice B); el Sr. P. E. Arscott, y el Sr. J. P. Hamilton.

Su finalidad no es reemplazar las disposiciones legislativas nacionales ni los reglamentos o las normas generales de seguridad en vigor, sino más bien servir de orientación a los gobiernos, a los empleadores y a los trabajadores. No tiene carácter obligatorio; ha sido elaborado con objeto de estimular y orientar a quienes incumbe, a nivel nacional, promover el control de las substancias nocivas en suspensión en el aire del medio ambiente de trabajo. Es preciso poner de relieve que la aplicación de las directrices formuladas en el presente Repertorio no puede reemplazarse por ninguna compensación financiera a los trabajadores.

Indice

Apéndices

1. Generalidades

1.1. Función de los organismos y personas interesados en la prevención de la contaminación del medio ambiente de trabajo

1.1.1. La protección de la salud de los trabajadores contra los riesgos debidos a la contaminación del aire en el puesto de trabajo y la prevención de la contaminación del medio ambiente de trabajo deberían incumbir a cuantos se interesan por la concepción, la organización y la ejecución del trabajo y por la protección de la salud de los trabajadores.

1.2. Función de la autoridad competente

1.2.1. La autoridad competente, tras consultar a las organizaciones de empleadores y de trabajadores interesadas, debería promulgar, si es necesario, y mantener al día disposiciones sobre la prevención de la contaminación adaptadas a las ramas particulares de actividad económica a que se aplican.

1.2.2. La autoridad competente debería hallarse en condiciones de controlar la aplicación de las disposiciones en vigor, así como de los límites de exposición, cuando existan, y de suministrar información pertinente.

1.2.3. Las disposiciones sobre la prevención de la contaminación deberían designar claramente a todas las personas encargadas de aplicarlas[1].

---

[1] En una esfera tan compleja y de desarrollo relativamente reciente, es posible que la estructura administrativa de un país imponga una repartición de las tareas de control inherentes a la prevención de la contaminación, pero es sumamente importante repartir inequívocamente las responsabilidades y evitar su dispersión reagrupándolas en un solo organismo, que debería mantener múltiples relaciones con todos los servicios oficiales interesados.

1.2.4. La autoridad competente debería tener en cuenta, al elaborar las disposiciones sobre la prevención de la contaminación del medio ambiente de trabajo, las estrechas relaciones que existen entre la protección del medio ambiente general circundante y la protección del medio ambiente de trabajo.

1.2.5. La autoridad competente debería determinar las substancias cuya producción, circulación o utilización en el lugar de trabajo deberían prohibirse o ser objeto de una autorización específica que exija el cumplimiento de determinadas medidas de prevención o de protección.

1.2.6. 1) La autoridad competente debería velar especialmente por la aplicación de las disposiciones sobre la prevención de la contaminación del medio ambiente de trabajo y facilitar a las pequeñas y medianas empresas el asesoramiento técnico que a menudo necesitan.

2) Además, la autoridad competente debería hacer extensivas estas disposiciones a los trabajos a domicilio que expongan la salud de los trabajadores a riesgos profesionales.

1.2.7. 1) Los inspectores encargados de velar por la observancia de los reglamentos deberían conceder especial importancia a fomentar la cooperación entre los empleadores y los trabajadores en materia de prevención.

2) Deberían coadyuvar en la medida de lo posible a facilitar a los comités de higiene y seguridad las informaciones que necesitan para desempeñar sus funciones.

1.3. Función de los empleadores

1.3.1. Incumbe a los empleadores la responsabilidad de organizar la prevención de la contaminación del medio ambiente de trabajo; deberían, pues, velar por el acondicionamiento y mantenimiento de los edificios, instalaciones, máquinas y puestos de trabajo, y organizar el trabajo de manera que el medio ambiente de trabajo no se contamine, o por lo menos de forma que la contaminación derivada de las actividades laborales sea la mínima posible y se mantenga dentro de los límites de exposición, cuando existan, teniendo en cuenta lo dispuesto en el párrafo 2.2.17.

1.3.2. 1) El empleador debería exigir que las medidas apropiadas de prevención de la contaminación del medio ambiente de trabajo ya se tengan en cuenta y apliquen en el momento de proyectar los edificios e instalaciones, así como cuando se efectúe cualquier modificación técnica que pueda alterar la calidad del aire en el puesto de trabajo.

2) De modo análogo, al adquirir cualquier equipo o instalación industrial (maquinaria, materiales, vehículos) el empleador debería exigir que cumplan con las normas de higiene del trabajo o, en caso de no existir, que estén proyectados y protegidos de modo que no contaminen el medio ambiente de trabajo.

1.3.3. 1) Antes de fabricar o de utilizar cualquier substancia, el empleador debería examinar los riesgos que ésta pueda entrañar para la salud a fin de determinar las medidas de prevención apropiadas para estos riesgos, sin las cuales no debería fabricarse ni utilizarse dicha substancia.

2) En trabajos de investigación puede ser necesario adoptar precauciones especiales.

3) Dichas disposiciones deberían aplicarse también, en la medida de lo posible, a los productos intermedios, subproductos y residuos derivados de las operaciones de trabajo o de accidentes de fabricación.

1.3.4. 1) El empleador debería facilitar los medios necesarios para la vigilancia del medio ambiente de trabajo.

2) Los instrumentos necesarios deberían ser periódicamente mantenidos en buen estado y contrastados.

1.3.5. El empleador debería asegurar la vigilancia necesaria para que los trabajadores puedan realizar sus tareas en las mejores condiciones de higiene; en particular, debería disponer la inspección periódica y el mantenimiento de las instalaciones y máquinas que pudieran contaminar el medio ambiente de trabajo.

1.3.6. 1) El empleador debería cerciorarse de que se informe debidamente a todos los trabajadores acerca de los riesgos inherentes a los trabajos que se les confían y de las medidas que deben adoptarse para prevenir daños a su salud. Esta información debería comunicarse también, si ha lugar, a los subcontratistas y a sus empleados. En particular, pueden ser necesarias disposiciones especiales para los trabajadores recién contratados y para los trabajadores analfabetos o extranjeros que puedan tropezar con dificultades lingüísticas.

2) A tal fin, el empleador debería asegurarse de que el personal dirigente es plenamente consciente de sus obligaciones en materia de higiene del trabajo, y en especial de que éste haya recibido la formación necesaria para poder instruir adecuadamente a los trabajadores sobre las precauciones que han de observar en la ejecución de su trabajo y en caso de incidentes peligrosos.

1.4. Función de los trabajadores

1.4.1. A fin de proteger su salud y la de sus compañeros, los trabajadores deberían hacer todo lo posible por prevenir la contaminación del medio ambiente de trabajo.

1.4.2. 1) Los trabajadores deberían cumplir todas las instrucciones que se les den para la prevención de la contaminación del medio ambiente de trabajo.

2) Los trabajadores deberían someterse a vigilancia médica cuando ello fuere apropiado.

3) Los trabajadores deberían llevar aparatos individuales de toma de muestras cuando ello sea necesario para medir su exposición personal a contaminantes en suspensión en el aire.

4) Los trabajadores deberían llevar el equipo de protección personal que se les proporciona cuando no es posible aplicar otros métodos para controlar la contaminación, por ejemplo, en ciertos trabajos de mantenimiento.

1.4.3. 1) Cuando los trabajadores, basándose en su experiencia profesional, tengan razones para creer que la ejecución del trabajo que se les ha confiado entrañaría graves peligros para su vida o salud, deberían tener derecho a exigir que se haga una investigación completa antes de comenzar o, si ha lugar, de proseguir su trabajo.

2) Los trabajadores deberían advertir inmediatamente a su empleador, a sus representantes y, si fuese necesario, a la autoridad competente, de todo riesgo grave o defecto que pudiera ocasionar la contaminación del medio ambiente de trabajo.

1.4.4. Los trabajadores deberían informar al médico del trabajo o al servicio de la empresa encargado de la aplicación de los límites de exposición, de todo cambio referente a su estado de salud o toda reacción subjetiva de su organismo, a fin de permitir un mejor conocimiento de la relación dosis-efecto.

1.5. Función de los especialistas de la protección sanitaria de los trabajadores

1.5.1. Los higienistas industriales, los médicos y los enfermeros del trabajo y los ingenieros y técnicos de seguridad, además de sus actividades específicas, deberían consagrar una parte importante de su tiempo:

a) a la información y sensibilización de los trabajadores y empleadores en lo que respecta a la protección de la salud de los trabajadores contra los riesgos debidos a la contaminación del medio ambiente de trabajo;

b) a la utilización de sus observaciones y de los resultados de sus exámenes para los estudios epidemiológicos de los riesgos del medio ambiente de trabajo, para establecer o revisar los límites de exposición y para elaborar criterios y métodos de prevención cada vez más eficaces;

c) a la actualización permanente de sus conocimientos en esta esfera.

1.6. Función de los fabricantes y de los vendedores

1.6.1. Los fabricantes y vendedores de equipos deberían procurar que las máquinas, las instalaciones, los instrumentos y los vehículos estén proyectados y sean entregados al usuario de tal forma y con tal información que su funcionamiento y empleo contribuyan lo menos posible a la contaminación del medio ambiente de trabajo y presenten los mínimos riesgos posibles para la salud de los trabajadores durante las operaciones de producción y de mantenimiento.

1.6.2. Los fabricantes y los vendedores de substancias nocivas deberían llamar la atención de los compradores sobre los riesgos que entrañan, y facilitarles las instrucciones pertinentes sobre la seguridad de su uso.

1.6.3. En los países en desarrollo las normas de higiene del trabajo deberían ser equivalentes a las observadas en los países desarrollados, en lo referente a la construcción y explotación de plantas y empresas industriales y a la compra, alquiler y venta de máquinas y otros equipos.

1.7. Investigación científica

1.7.1. Para una prevención más eficaz, las instituciones de investigación científica deberían intensificar sus trabajos sobre los efectos de los contaminantes en la salud y el bienestar de los trabajadores, prestando especial atención a:

a) los riesgos vinculados a la exposición a nuevas substancias;

b) los riesgos a largo plazo, cuyo origen es más difícil de determinar, tales como los efectos cancerígenos y mutágenos;

c) los riesgos menos conocidos, como los efectos gonadótropos y teratógenos;

d) los riesgos a que los jóvenes son especialmente sensibles;

e) la relación dosis-respuesta.

A este respecto debería mantenerse una estrecha colaboración entre las instituciones de investigación científica y los especialistas de la protección sanitaria de los trabajadores.

1.7.2. Deberían efectuarse investigaciones con objeto de reemplazar, siempre que sea posible, las substancias o los procedimientos nocivos por substancias o procedimientos inocuos o menos nocivos.

1.7.3. Las organizaciones de empleadores y de trabajadores pueden constituir grupos de trabajo a nivel local para el estudio de ciertos problemas locales. A nivel nacional, los problemas pueden ser examinados por órganos de carácter tripartito.

1.8. Cooperación

1.8.1. Cuando así convenga debería establecerse una completa cooperación, a todos los niveles, entre la autoridad competente, las instituciones de investigación científica, los empleadores, los trabajadores y sus representantes y los especialistas de la protección sanitaria de los trabajadores.

1.8.2. Al proyectar nuevos edificios e instalaciones y antes de introducir cualquier cambio técnico importante, deberían consultarse los especialistas competentes de la protección sanitaria de los trabajadores.

1.8.3. Deberían crearse comisiones mixtas de empleadores y de trabajadores que se ocupen especialmente de la prevención de los riesgos para la salud; todos los convenios concluidos en estas comisiones pueden incluirse en las condiciones generales de empleo.

1.8.4. 1) A nivel de empresa, deberían celebrarse consultas periódicas entre el empleador y los representantes de los trabajadores.

2) Dichas consultas deberían incluir un intercambio de informaciones franco y completo sobre:

a) la naturaleza de las substancias nocivas a que están expuestos los trabajadores y los riesgos que dicha exposición entraña;

b) los resultados del control del medio ambiente de trabajo;

c) las medidas de prevención que hayan de adoptarse;

d) los resultados de los estudios epidemiológicos realizados, incluso en otros países, en condiciones de trabajo similares;

e) los resultados de las inspecciones de fábrica;

f) la eliminación de residuos.

3) Sin que ello menoscabe en absoluto la responsabilidad del empleador en cuanto a la organización y aplicación de las medidas de prevención, sus representantes deberían colaborar con los de los trabajadores para:

a) asegurar la aplicación inmediata de las medidas necesarias para proteger a los trabajadores contra los riesgos de exposición a contaminantes en el medio ambiente de trabajo, tan pronto como hayan sido identificados;

b) contribuir a los programas de prevención y alentar a todo el personal a participar en ellos, cada cual en la forma más adecuada.

1.8.5. Los comités de higiene y seguridad deberían velar por la aplicación de las disposiciones sobre prevención de la contaminación e informarse periódicamente de los resultados del control del medio ambiente de trabajo.

1.8.6. Los especialistas de la protección sanitaria de los trabajadores deberían conceder toda la atención necesaria a las observaciones de los trabajadores sobre los efectos subjetivos y objetivos de la contaminación del medio ambiente de trabajo en su salud y bienestar.

1.8.7. Siempre que la práctica nacional lo permita, los representantes de los empleadores y de los trabajadores deberían tener la posibilidad de acompañar a los inspectores cuando éstos controlan la aplicación de las disposiciones reglamentarias sobre la prevención de la contaminación del medio ambiente de trabajo.

2. Principios de la prevención de la contaminación del medio ambiente de trabajo

2.1. Objetivos

2.1.1. El objetivo final de los programas de prevención de la contaminación del medio ambiente de trabajo es suprimir la contaminación, a fin de proteger la salud de los trabajadores; si ello no es posible, el objetivo intermedio es reducir la contaminación al mínimo, eligiendo las materias y productos menos nocivos y adoptando medidas técnicas encaminadas a reducir la contaminación del medio ambiente de trabajo al nivel más bajo posible y en todo caso al límite de exposición establecido por la autoridad competente o recomendado por instituciones científicas.

2.2. Métodos generales de prevención

2.2.1. 1) Las substancias nocivas deberían ser reemplazadas, siempre que resulte factible, por substancias que, ofreciendo las mismas ventajas técnicas, sean inocuas o menos nocivas.

2) La experiencia sugiere que todo producto substitutivo debería someterse, antes de su utilización, a detenidos ensayos, a fin de asegurarse de que no entraña otros riesgos imprevistos y de determinar su grado de seguridad.

2.2.2. 1) Cuando no existan productos substitutivos apropiados lo ideal sería modificar el proceso de trabajo para lograr un nivel de seguridad satisfactorio.

2) Los procesos de trabajo que entrañen un riesgo significativo de exposición a substancias muy nocivas (por ejemplo, substancias cancerígenas, radiactivas, mutágenas, etc.) deberían efectuarse en recintos herméticos, a fin de impedir todo contacto del personal con el contaminante por penetración de éste en el medio ambiente de trabajo, aunque en ciertos casos puedan persistir riesgos para el per-

sonal de mantenimiento. En caso de incidente pueden crearse riesgos especiales.

3) La manipulación directa de substancias nocivas debería evitarse mediante procedimientos automáticos, si es posible por sistemas de control a distancia.

2.2.3. Cuando se manipulen substancias pulverulentas, en la medida de lo posible deberían aplicarse métodos húmedos[1].

2.2.4. 1) En la medida de lo posible, las operaciones susceptibles de contaminar el medio ambiente de trabajo deberían aislarse del resto de las dependencias a fin de limitar el número de personas expuestas.

2) La zona en que tales operaciones se llevan a cabo debería estar claramente delimitada y señalizada con indicaciones adecuadas.

2.2.5. Para impedir o limitar el desprendimiento de substancias potencialmente nocivas, debería adoptarse una de las siguientes medidas:

a) manipulación dentro de un recinto hermético adecuado;
b) manipulación dentro de un recinto parcialmente cerrado, bajo presión negativa;
c) utilización de un sistema de aspiración local situado lo más cerca posible de la fuente de contaminación, a fin de captar los contaminantes antes de que lleguen a la zona de respiración del trabajador.

2.2.6. Los contaminantes así captados deberían eliminarse sin ningún riesgo para la salud.

2.2.7. Los locales de trabajo deberían estar provistos de una ventilación adecuada.

[1] La humidificación previa de la substancia puede también evitar el desprendimiento de polvo, a condición de que tanto ésta como sus residuos no se dejen secar nunca.

2.2.8. Los locales de trabajo deberían proyectarse, construirse y mantenerse de manera que:

a) sean mínimas las superficies en las que puedan acumularse residuos;

b) se facilite la limpieza de las paredes, los suelos, los techos y las máquinas;

c) se favorezca la captación y neutralización inmediata de los contaminantes desprendidos en caso de incidente fortuito.

2.2.9. Los residuos deberían retirarse con la frecuencia y según los métodos adecuados al tipo de riesgo que entrañan (preferentemente por aspiración o por vía húmeda), a fin de impedir la dispersión de contaminantes.

2.2.10. 1) Los empleadores deberían elaborar instrucciones claras y precisas para todas las operaciones de trabajo en que puedan desprenderse contaminantes.

2) Sólo los trabajadores debidamente autorizados y formados deberían intervenir en las operaciones de trabajo más peligrosas.

3) En los lugares de trabajo debería hallarse en permanencia, o estar pronta a responder a cualquier llamada, una persona facultada para tomar las pertinentes medidas de seguridad en caso de peligro, incluida la suspensión de las operaciones de trabajo.

2.2.11. 1) Todo recipiente del que puedan desprenderse contaminantes debería llevar una etiqueta indicando la naturaleza de su contenido y los riesgos que entraña para la salud.

2) En los puestos de trabajo deberían fijarse avisos detallando los primeros auxilios inherentes a estos riesgos.

2.2.12. La autoridad competente puede establecer medidas de prevención o protección relativas a la utilización de las substancias más nocivas, de acuerdo con lo indicado en el párrafo 1.2.5.

2.2.13. Para el trabajo en espacios confinados deberían establecerse y aplicarse medidas de seguridad especiales.

2.2.14. Debería controlarse el medio ambiente de trabajo a fin de asegurarse de que los niveles de exposición de los trabajadores no superan los límites establecidos.

2.2.15. Cuando las concentraciones de substancias nocivas en la atmósfera del medio ambiente de trabajo no puedan rebajarse a los límites de exposición para toda la jornada o toda la semana laboral, pero la reducción de las horas de trabajo permita mantenerse por debajo de dichos límites, deberían seguirse observando los valores topes y los límites de fluctuación.

2.2.16. Los trabajadores expuestos a riesgos de contaminación deberían:

a) cuidar al máximo su aseo personal;

b) llevar las ropas de trabajo que se les facilitan, las cuales deberían guardarse separadamente de las ropas de calle;

c) lavarse las manos antes de entrar en locales destinados al consumo de alimentos y bebidas;

d) evitar fumar;

e) ducharse antes de salir del trabajo, si así se ha recomendado. El empleador debería facilitar todos los medios necesarios a este fin.

2.2.17. 1) Cuando circunstancias excepcionales obliguen a un trabajador a penetrar en una atmósfera contaminada por concentraciones nocivas de polvo, fibras o gases, humos, nieblas o vapores de naturaleza irritante o tóxica, o por aerosoles radiactivos, debería habérsele informado plenamente de los riesgos que ello entraña y facilitado un equipo de protección respiratoria apropiado y, si es preciso, ropas de protección adecuadas, que está obligado a llevar.

2) También debería disponerse de guantes, mandiles, gafas y ropas de protección de material apropiado para la protección de los trabajadores expuestos al contacto con substancias corrosivas o radiactivas y polvo tóxico.

2.2.18. Los trabajadores expuestos a la contaminación deberían ser informados de los riesgos inherentes a ésta, y las precauciones que han de tomar para evitar daños a su salud deberían ser un elemento esencial de todo programa de prevención. Las autoridades competentes y los representantes de los empleadores y de los trabajadores deberían colaborar, siempre que sea posible, en la elaboración de estos programas.

3. Límites de exposición profesional a substancias nocivas en suspensión en el aire

3.1. Establecimiento de los límites de exposición

3.1.1. El principio de los límites de exposición que deben respetarse en el medio ambiente de trabajo debería establecerse:

a) por vía legislativa; o bien

b) por convenio colectivo o cualquier otro acuerdo subscrito entre los empleadores y los trabajadores interesados; o bien

c) por cualquier otro cauce aprobado por la autoridad competente, tras haberse consultado a las organizaciones de empleadores y de trabajadores.

3.1.2. Cuando los límites de exposición han sido establecidos según el párrafo 3.1.1, las disposiciones pertinentes deberían redactarse con flexibilidad suficiente para permitir su actualización a medida que progresan los conocimientos científicos, la técnica y el desarrollo socioeconómico.

3.1.3. El sistema de límites de exposición debería extenderse gradualmente a un número cada vez mayor de substancias químicas y de agentes físicos, partiendo:

a) de los que entrañen los riesgos más graves; y

b) de aquellos a los que esté expuesto el mayor número de trabajadores.

3.1.4. 1) Al establecer los límites de exposición, deberían tenerse en cuenta:

a) los conocimientos científicos relativos a todos los riesgos vinculados a la exposición a las substancias en cuestión;

b) las reacciones subjetivas del organismo humano;

c) las posibilidades de control.

2) En general, los límites de exposición deberían establecerse o modificarse previa consulta con las organizaciones de empleadores y de trabajadores interesadas.

3.1.5. Los límites de exposición deberían basarse en el estudio de las relaciones dosis-efecto y dosis-respuesta y establecerse a la luz de:

a) las propiedades físicas y químicas de la substancia, incluidas la naturaleza y la cantidad de las impurezas;

b) los distintos usos previstos para la substancia y las características de la exposición de los trabajadores;

c) los resultados de experimentos realizados con animales de laboratorio para detectar los efectos:

  - sistémicos y locales agudos (de irritación y de sensibilización);
  - consecutivos a la administración repetida;
  - sistémicos crónicos, incluidos los que afectan al sistema nervioso central (mutágenos, cancerígenos, gonadótropos y teratógenos);

d) los resultados:

  - de los exámenes médicos periódicos de los trabajadores expuestos;
  - de investigaciones epidemiológicas;
  - del estudio de casos de enfermedades profesionales.

3.1.6. Los límites de exposición deberían ser objeto de revisión continua, teniendo en cuenta todo nuevo conocimiento sobre los riesgos vinculados a la exposición a la substancia en cuestión y, en particular, para los límites adoptados como consecuencia de investigaciones experimentales, los resultados del control de la exposición de los trabajadores.

3.1.7. 1) Dada la diversidad de substancias y sus diferentes acciones biológicas, deberían utilizarse todos los métodos de investigación científica para establecer las relaciones dosis-efecto y dosis-respuesta respecto a todos los efectos nocivos de cada substancia.

2) En la práctica deberían elegirse los métodos experimentales que parezcan más apropiados tras un estudio preliminar de la substancia en cuestión.

3.1.8. Para las substancias nuevas, la autoridad competente debería recopilar todos los datos disponibles en materia de toxicología y de higiene del trabajo antes de decidir sobre su aceptación y, si procede, sobre su utilización.

3.1.9. Al interpretar los resultados de las investigaciones experimentales debería tenerse en cuenta que la detección de los efectos biológicos de una substancia depende no sólo de la dosis empleada, sino también de que:

a) el efecto se haya previsto al efectuar el experimento;

b) el método de análisis utilizado sea suficientemente sensible;

c) el experimento se haya realizado con una especie animal susceptible de presentar el efecto en cuestión.

3.1.10. 1) Al extrapolar a los límites de exposición los datos obtenidos del estudio de las propiedades de la substancia, de los experimentos, del control biológico de los trabajadores, de los estudios epidemiológicos y del estudio de casos de enfermedades profesionales debería introducirse siempre un factor de seguridad para tener en cuenta las diferencias metabólicas y funcionales entre el hombre y los animales, las diferencias entre las condiciones experimentales y la exposición profesional y la selección que tiene lugar en la población trabajadora.

2) Este factor de seguridad debería establecerlo para cada substancia un grupo de expertos, basándose en los conocimientos científicos aplicables a cada caso y de acuerdo con el concepto de salud adoptado por la autoridad nacional.

3.1.11. 1) Cuando un país adopte límites de exposición establecidos en otro país[1], deberían tenerse en cuenta las posibles diferencias con respecto a clima, altura, contaminación general y del medio ambiente de vida, condiciones de trabajo y esfuerzo físico, estado de nutrición y de salud de la población, datos antropométricos, distribución de los trabajadores por edad y sexo, y nivel general de protección contra los riesgos profesionales; estas diferencias pueden influir en la absorción, el metabolismo, la eliminación y los efectos biológicos de las substancias nocivas en el organismo.

2) Si fuera necesario, los límites de exposición deberían corregirse aplicando un factor de seguridad apropiado.

3.1.12. Deberían identificarse las substancias que pueden ser absorbidas no sólo por inhalación, sino también por vía cutánea y debería precisarse que el simple respeto de los límites de exposición de esas substancias no constituye protección alguna si las condiciones de higiene personal son inadecuadas.

3.1.13. Para las substancias que entrañan los riesgos más graves debería procurarse reducir la exposición al nivel más bajo posible, e incluso eliminarla completamente[2].

3.1.14. Los límites especiales para exposiciones de corta duración, que son más elevados que los límites de exposición normales,

---

[1] Puesto que el establecimiento de límites de exposición entraña investigaciones de cierta envergadura, que exigen una importante movilización de medios y de personal especializado, sólo ciertos países se hallan en condiciones de realizar toda la labor original necesaria para el estudio de un gran número de substancias. Sin embargo, la conveniencia de ampliar al máximo la base de datos para el establecimiento o la revisión de tales límites es evidente. Así, toda observación o investigación derivada de un enfoque metodológico correcto y del empleo de técnicas comparables no debería permanecer letra muerta, sino que debería utilizarse. Puede obtenerse información u orientación, si es preciso, de organizaciones internacionales competentes tales como la OIT o la OMS.

[2] El establecimiento de límites de exposición para una substancia cancerígena plantea numerosos problemas a causa del riesgo muy elevado que entrañan, del largo período de latencia que transcurre entre la exposición a la substancia y la aparición de la enfermedad y de los diversos efectos cancerígenos de las diferentes substancias.

no deberían servir de pretexto para no reducir la contaminación del medio ambiente de trabajo al nivel más bajo posible.

3.2. Aplicación de los límites de exposición

3.2.1. Los límites de exposición no deberían considerarse como criterios de toxicidad relativa, ni utilizarse para el control de la contaminación fuera del medio ambiente de trabajo, ni aplicarse a exposiciones de duración superior a la habitual del trabajo, ni evocarse para dictaminar o negar la existencia de una enfermedad profesional.

3.2.2. 1) Cuando sea conveniente, la autoridad competente puede facilitar orientación sobre el control del medio ambiente de trabajo, indicando la periodicidad de las tomas de muestras y los métodos aplicables a substancias específicas.

2) En la medida de lo posible, y sobre todo en lo referente al polvo, los métodos y los instrumentos empleados para el control del medio ambiente de trabajo deberían ser los mismos que los utilizados para establecer o revisar los límites de exposición. Si se emplearan otros instrumentos, es importante establecer la correlación de resultados.

3.2.3. 1) El control de las concentraciones de substancias tóxicas en suspensión en el aire del medio ambiente de trabajo sólo debería confiarse a personal calificado dotado de formación técnica y de equipo apropiado.

2) Las personas encargadas del control de la higiene del trabajo deberían haber recibido también formación especializada en la materia.

3.2.4. El médico del trabajo, en caso de haberlo en la empresa, debería visitar con frecuencia los locales de trabajo[1].

---

[1] El hecho de que el control técnico de la contaminación del medio ambiente de trabajo pueda ser confiado a un servicio distinto del de higiene del trabajo o a personal carente de formación médica no debe eximir al médico del trabajo de su obligación de visitar con frecuencia los locales de trabajo, ni constituir una duplicación de su tarea.

3.2.5. 1) Cuando deba efectuarse una investigación sobre las condiciones de higiene del medio ambiente de trabajo, puede ser precisa una visita previa a los lugares de trabajo a fin de evaluar la exposición de los trabajadores y de establecer las modalidades técnicas de la investigación, en especial el lugar y la hora en que habrán de tomarse las muestras y la naturaleza de los análisis.

2) El o los representantes de los trabajadores afectados a los puestos de trabajo en cuestión, el encargado y el médico del trabajo deberían participar en esta investigación.

3.2.6. Los resultados de las medidas de concentraciones de contaminantes en el medio ambiente de trabajo deberían registrarse sistemáticamente lo antes posible; los trabajadores o sus representantes deberían tener acceso a estos datos.

3.2.7. 1) Siempre que sea posible, el médico del trabajo debería participar activamente en la interpretación de los resultados de la investigación.

2) Siendo el objetivo final de la operación la protección de la salud de los trabajadores, habría que desconfiar de toda estimación puramente numérica consistente sólo en verificar las concentraciones de substancias nocivas en el aire del medio ambiente de trabajo con relación a los límites de exposición, pues es indispensable tener en cuenta la exposición real de los trabajadores (duración, condiciones y naturaleza del trabajo, características biológicas y sanitarias del grupo o individuales, etc.) para que los datos obtenidos sean válidos.

3.2.8. 1) Si el control del medio ambiente de trabajo revelara que se sobrepasan los límites de exposición, el empleador debería explicar a los trabajadores las causas de ello e indicarles las medidas a adoptar.

2) Las medidas de prevención técnicas, administrativas o de organización del trabajo necesarias deberían adoptarse lo antes posible, en consulta con los representantes de los trabajadores.

3.2.9. La autoridad competente debería fijar el nivel de acción, cuando ello fuere posible.

3.2.10. Si los resultados de las medidas de concentraciones de substancias nocivas en suspensión en el aire del medio ambiente de trabajo indicaran, en la primera investigación, que la exposición de los trabajadores no sobrepasa el nivel de acción, las medidas de prevención indicadas en los párrafos 3.2.10 a 3.2.15 pueden considerarse innecesarias.

3.2.11. La autoridad competente puede decidir que el examen médico periódico obligatorio de los trabajadores afectados a trabajos que expongan a riesgos especificados no se aplique a los trabajadores cuya exposición presente y pasada no sobrepase el nivel de acción.

3.2.12. El control de un medio ambiente de trabajo con un nivel de exposición inferior al nivel de acción puede efectuarse con menor frecuencia que la prevista en el párrafo 3.2.2; en tal caso, la periodicidad puede fijarla la autoridad competente o el organismo responsable de la aplicación de los límites de exposición en los lugares de trabajo.

3.2.13. Aparte las disposiciones especificadas en los párrafos 3.2.11 y 3.2.12, las demás medidas pertinentes de prevención de la contaminación indicadas en esta sección deberían aplicarse incluso aunque el nivel de exposición no exceda del nivel de acción.

3.2.14. Tras cualquier cambio técnico o de otra naturaleza que pueda alterar significativamente el nivel de exposición de los trabajadores, debería comprobarse inmediatamente la concentración de substancias nocivas en suspensión en el aire del medio ambiente de trabajo.

3.2.15. Los límites de exposición y los niveles de acción no deberían aplicarse a espacios confinados, que requieren precauciones especiales.

3.3. Medición y control de substancias nocivas en suspensión en el aire del medio ambiente de trabajo

3.3.1. 1) Para las substancias tóxicas que, como el plomo o el cuarzo, tienen efecto acumulativo, y dado que este efecto depende de la dosis absorbida en conjunto, pueden admitirse fluctuaciones de concentración por encima y por debajo de los límites de exposición, considerados como medias ponderadas, a condición de que cada fluctuación por encima del límite sea compensada por una fluctuación equivalente por debajo del límite y no exceda de un valor tolerable.

2) Por el contrario, para las substancias que, como el formaldehído, el hidróxido sódico y el acetato de etilo, pueden producir, incluso tras una corta exposición a concentraciones que sobrepasen el límite admisible, una irritación insoportable, daños irreversibles a los tejidos orgánicos o una narcosis suficiente para aumentar el riesgo de accidente, deberían adoptarse únicamente valores topes y respetarse estrictamente.

3.3.2. 1) Siempre que se quiera evaluar el riesgo que el medio ambiente entraña para la salud de un trabajador, deberían tomarse muestras de aire en la zona donde éste respira, para lo cual pueden utilizarse aparatos individuales de toma.

2) Para tener una idea de la distribución de la contaminación en la atmósfera general de la zona de trabajo, también deberían tomarse muestras:

a) lo más cerca posible de las fuentes de contaminación, a fin de evaluar la eficacia con que se controla el proceso; y

b) en diversos lugares de la zona de trabajo.

3.3.3. El volumen mínimo de la muestra de aire que se ha de tomar para cada análisis debería determinarse en función de la sensibilidad del método analítico utilizado.

3.3.4. 1) Las muestras deberían tomarse siempre durante las horas de trabajo, mientras las operaciones se hallan en curso.

2) Cuando las concentraciones pueden variar de una operación o fase de trabajo a otra, deberían tomarse las muestras de modo que pueda controlarse el nivel medio y en todo caso el nivel máximo de exposición.

3.3.5. La toma de muestras de substancias a las que se apliquen medias ponderadas debería efectuarse durante todo el período de trabajo y completarse, si es necesario, con tomas breves en momentos de concentraciones máximas, a menos que se tenga la certeza de que la concentración permanece constante.

3.3.6. Como las medidas de breve duración sólo tienen valor de detección, deberían repetirse con métodos más precisos para eliminar los errores debidos a los instrumentos y los efectos de las fluctuaciones de concentración de los contaminantes.

3.3.7. La toma de muestras de substancias a las que se apliquen valores topes o la medición de la concentración de dichas substancias en el medio ambiente de trabajo debería durar normalmente 15 minutos.

3.3.8. En general, para determinar las concentraciones de substancias nocivas en suspensión en el aire del medio ambiente de trabajo sólo deberían adoptarse métodos de análisis ya aplicados con éxito en el campo de la higiene del trabajo.

3.3.9. En la aplicación de los límites de exposición para el polvo se debería tener en cuenta no sólo el polvo fibrógeno, sino también el polvo inerte que lo acompaña.

3.3.10. 1) La medición de la concentración de sílice libre en el polvo respirable en suspensión en el aire debería hacerse directamente con polvo captado en el aire y no en las materias de origen.

2) El análisis debería hacerse no sólo con el polvo respirable, sino también con el polvo total.

3.3.11. Cuando las concentraciones de substancias nocivas en suspensión en el aire del medio ambiente de trabajo se aproximen a los límites de exposición, no deberían sacarse conclusiones sobre el grado de contaminación sin conocer los datos correspondientes a las distintas estaciones del año.

3.3.12. 1) Cuando dos o más substancias nocivas se encuentren en suspensión en el aire del medio ambiente de trabajo — lo cual ocurre con frecuencia — debería prestarse gran atención a sus efectos combinados.

2) A falta de pruebas de lo contrario, los efectos en cuestión deberían considerarse siempre como aditivos.

3.3.13. En la interpretación de los resultados cabe admitir un porcentaje de error de ± 50 por ciento en condiciones estables.

3.3.14. En los casos de contaminación compleja en los que la substancia que entraña el efecto más grave (cancerígeno, por ejemplo) no ha sido identificada y, por consiguiente, no es posible garantizar la protección de los trabajadores aplicando límites de exposición, convendría adoptar procedimientos y medidas técnicas que provoquen un mínimo de contaminación y de exposición y recurrir al control biológico, en vez de concentrar todos los esfuerzos en el control del medio ambiente de trabajo.

3.3.15. Cuando el riesgo principal sea el de desprendimiento accidental, es preciso proporcionar protección individual y técnica a los trabajadores y controlar el medio ambiente de trabajo.

4. Vigilancia médica específica de los trabajadores expuestos a substancias nocivas en suspensión en el aire

4.1. Vigilancia médica[1]

4.1.1. La vigilancia médica de los trabajadores tiene por objeto prevenir las enfermedades profesionales, detectarlas precozmente y contribuir a mejorar el medio ambiente de trabajo.

4.1.2. La vigilancia médica incluye exámenes médicos específicos y el control biológico y epidemiológico.

4.2. Exámenes médicos

4.2.1. Todo trabajador que pueda verse expuesto a los riesgos debidos a la contaminación del medio ambiente de trabajo debería ser informado de los riesgos para su salud a que podría exponerle su trabajo y de las precauciones que debe adoptar. Cuando así proceda, antes de contratarlo debería sometérsele a un examen médico a los efectos de:

a) comprobar si es médicamente apto para el trabajo en cuestión;

b) determinar las tareas a las cuales no debería asignársele desde un punto de vista médico y las que más le convienen;

c) establecer para cada trabajador una ficha biológica y sanitaria de referencia.

---

[1] La vigilancia médica se refiere a los efectos — con frecuencia tardíos — y no a las causas. Puede aportar informaciones valiosas sobre la aplicación de las medidas de prevención técnica y sobre la validez de los límites de exposición. Esto exige, sin embargo, la máxima colaboración entre los especialistas de la protección sanitaria de los trabajadores y un verdadero apoyo por parte de los empleadores y de los trabajadores.

4.2.2. El examen médico previo a la contratación debería consistir en un examen clínico general completado, si es necesario, por otros exámenes más específicos, según los riesgos implicados.

4.2.3. Este examen médico debería efectuarse cada vez que un cambio de afectación pueda implicar una modificación de la naturaleza del riesgo a que está expuesto el trabajador.

4.2.4. Todo trabajador expuesto a riesgos profesionales graves o perteneciente a una categoría particular (jóvenes, mujeres en edad de procrear, mujeres encintas, mujeres lactantes, incapacitados, trabajadores de edad avanzada) y expuesto a los riesgos debidos a la contaminación del medio ambiente de trabajo debería someterse a exámenes médicos periódicos específicos para comprobar si sigue siendo apto para el trabajo, detectar los síntomas precoces de un posible daño para su salud y darle asesoramiento apropiado sobre cuestiones médicas y de higiene.

4.2.5. En la medida en que lo exijan la naturaleza y el grado del riesgo, los exámenes médicos periódicos deberían ser lo más completos posible y comprender, si fuera necesario, exámenes complementarios en función del riesgo profesional implicado.

4.2.6. La frecuencia de los exámenes médicos periódicos puede variar según la índole del riesgo y el nivel de las concentraciones observadas en el puesto de trabajo.

4.2.7. Los trabajadores deberían estar sometidos a una vigilancia médica particularmente estricta durante los primeros meses de su afectación a puestos de trabajo que les expongan a substancias nocivas, y sobre todo a substancias sensibilizantes, para poder tomar, cuando sea preciso, todas las medidas necesarias.

4.2.8. Los trabajadores que en el pasado hayan estado expuestos a riesgos profesionales, en particular a substancias cancerígenas y a radiaciones ionizantes, deberían gozar de una vigilancia médica especial.

4.3. Control biológico

4.3.1. 1) Siempre que existan métodos válidos de control biológico[1], deberían utilizarse como complemento de los métodos de control del medio ambiente de trabajo, a fin de proteger más eficazmente la salud de los trabajadores.

2) En determinadas circunstancias, tales como el trabajo al aire libre, el control biológico puede constituir el método más práctico, dada la dificultad de controlar el medio ambiente de trabajo.

4.3.2. El control biológico completa el control del medio ambiente de trabajo al evaluar la absorción de substancias nocivas por un individuo y por un grupo, así como la sensibilidad individual.

4.3.3. El control biológico requiere la total colaboración de los trabajadores[2]. Las autoridades competentes deberían informar

---

[1] El control biológico puede suministrar información esencial para prevenir la contaminación del medio ambiente de trabajo e incrementar los conocimientos necesarios para proteger la salud de los trabajadores.

La medición de la dosis recibida (sea directamente por determinación de la concentración de la substancia nociva en un tejido o fluido indicador, sea indirectamente por determinación de un metabolito de la substancia nociva o de una respuesta bioquímica reversible) hace que el control biológico sea reconocido cada vez más como un método eficaz de evaluación de la exposición individual.

Con la aparición de métodos bioquímicos analíticos más sensibles, en los últimos años ha aumentado considerablemente el número de substancias nocivas para las cuales es posible el control biológico. Sin embargo, dada la multitud de substancias nocivas que pueden hallarse presentes en el medio ambiente de trabajo, el alcance del control biológico es mínimo, y son necesarios más esfuerzos de investigación en esta esfera.

Un examen detenido de las ventajas e inconvenientes del control del medio ambiente de trabajo completado por el control biológico y los exámenes médicos sobrepasaría el marco del presente Repertorio de recomendaciones prácticas (véase OMS: *Detección precoz del deterioro de la salud debido a la exposición profesional,* Serie de informes técnicos, núm. 571 (Ginebra, 1975)).

[2] Como indica el párrafo 16, 1), de la Recomendación núm. 156 de la Organización Internacional del Trabajo, «La vigilancia del estado de salud ... debería comprender, en las condiciones que determine la autoridad competente ... exámenes biológicos u otros exámenes o investigaciones necesarios para evaluar la exposición del trabajador y vigilar su estado de salud.»

plenamente a los trabajadores del alcance de este control y del significado de los resultados.

4.3.4. Siempre que sea necesario y factible, el control biológico debería basarse no en un solo parámetro, sino en varios parámetros para cada substancia nociva.

4.3.5. Siempre que sea posible deberían utilizarse técnicas de examen que no perjudiquen el organismo del trabajador ni entrañen riesgos.

4.3.6. La frecuencia del control biológico debería depender de la magnitud y tipo del riesgo, de la vida media biológica de la substancia, de la curva de absorción y de otras variables del medio ambiente y de cada trabajador.

4.3.7. Las tomas de muestras y los análisis deberían ser efectuados por personal calificado. Deberían tomarse disposiciones para asegurar la formación de este personal.

4.3.8. Debería disponerse de aparatos de laboratorio adecuados. Según la índole y el número de análisis necesarios, éstos pueden efectuarse en los locales de trabajo o en laboratorios especializados. Debería asegurarse la validez de los resultados del control biológico calibrando los instrumentos, normalizando las técnicas y los momentos de toma de muestras y repitiendo los análisis.

4.4. Límites biológicos[1]

4.4.1. 1) La evaluación del riesgo global que entraña el medio ambiente de trabajo debería basarse en los resultados obtenidos con

[1] A fin de evaluar los resultados del control biológico se han propuesto límites biológicos para la propia substancia nociva y sus metabolitos o para los efectos de la substancia o de sus metabolitos en el organismo (por ejemplo, en las enzimas o sus precursores). Estos límites varían según el tipo de muestra examinada (orina, sangre, aire espirado).

Urge efectuar otras investigaciones al objeto de establecer relaciones dosis-respuesta y dosis-efecto que permitan formular criterios para la fijación de límites biológicos.

el grupo de trabajadores expuestos a un nivel dado de substancia nociva, a fin de compensar el efecto de la variabilidad biológica individual.

2) Todo trabajador cuyos resultados de exámenes rebasen los límites biológicos debería ser sometido a otras investigaciones médicas y biológicas complementarias.

4.5. Otras disposiciones

4.5.1. Los resultados de los exámenes médicos y del control biológico deberían comunicarse al trabajador y, si éste lo solicita, a su médico de cabecera.

4.5.2. La vigilancia médica prevista en el presente capítulo debería efectuarse normalmente durante las horas de trabajo y ser gratuita para los trabajadores.

4.5.3. Deberían tomarse disposiciones para que los resultados de los exámenes médicos y del control biológico y los datos de exposición profesional sean conservados durante un período apropiado. Estos datos deberían permanecer disponibles a fines de investigaciones epidemiológicas y de otra índole, de forma que sólo permitan una identificación personal por parte de personas autorizadas. Estos registros deberían permitir proseguir la vigilancia médica de los trabajadores tras el cese de su actividad profesional.

4.5.4. Cuando por razones médicas sea desaconsejable el mantenimiento de un trabajador en un puesto que entrañe exposición a contaminación del aire, deberían tomarse todas las medidas compatibles con la práctica y condiciones nacionales para afectarlo a otro empleo adecuado.

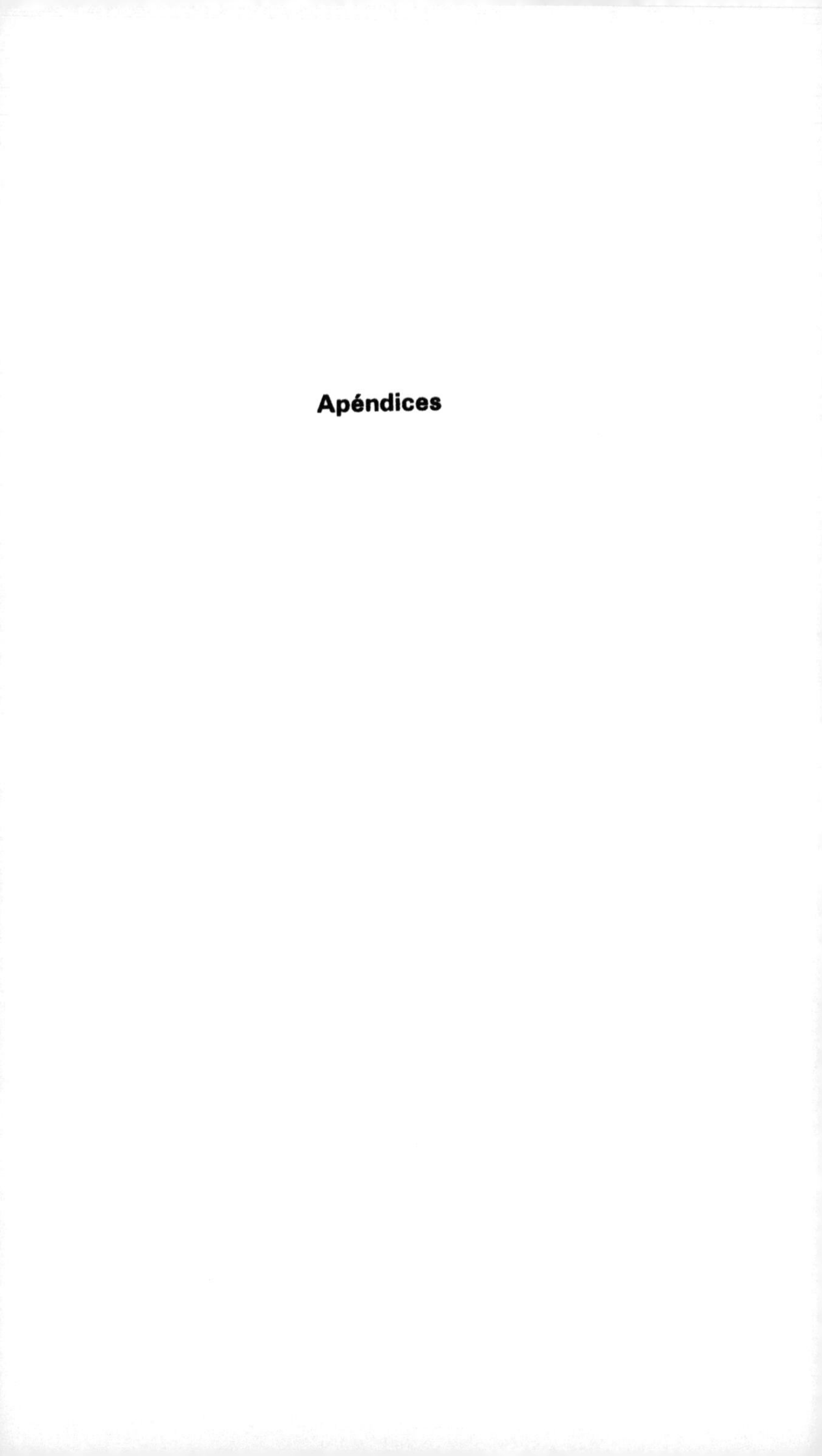

Apéndices

A. Glosario

A los efectos del presente Repertorio de recomendaciones prácticas, las expresiones que se citan a continuación tienen el significado siguiente:

Absorción percutánea: Penetración de una substancia tóxica en el organismo, sea a través del manto queratolipídico, en el caso de substancias liposolubles (tales como disolventes), sea a través de los folículos pilosos, para un gran número de otras substancias; a los fines de control de la exposición profesional, se considera la vía percutánea a efectos prácticos cuando el mero contacto directo con la piel de ciertas substancias (por ejemplo, la anilina o determinados pesticidas organofosforados) puede provocar efectos tóxicos.

Aerosol: Dispersión de partículas sólidas o líquidas en suspensión en el aire.

Agente asfixiante (físico o químico)*:* Substancia susceptible de provocar la interrupción de la respiración, sea actuando sobre el sistema nervioso central (un narcótico, por ejemplo), sea substituyendo al oxígeno del aire respirado (por ejemplo, el nitrógeno, el metano, el anhídrido carbónico), o bien impidiendo la fijación del oxígeno por la hemoglobina (el óxido de carbono, la anilina, por ejemplo) o en los sistemas celulares (por ejemplo, el ácido cianhídrico).

Alergia: Alteración cualitativa y específica de la sensibilidad del organismo hacia una substancia extraña; implica la formación por el organismo de globulinas específicas (anticuerpos) contra la substancia que la provoca (alérgeno).

Aparato individual de toma de muestras: Aparato portátil ligero y de pequeñas dimensiones que permite tomar muestras de aire y/o efectuar medidas en la zona respiratoria del trabajador, cualesquiera que sean sus desplazamientos durante el trabajo.

Autoridad competente: Ministro, servicio oficial o cualquier otra autoridad pública facultada para promulgar o aprobar decretos, órdenes, reglamentos u otras disposiciones con fuerza de ley, referentes a la prevención de la contaminación del medio ambiente de trabajo.

Cancerígeno: Substancia o agente capaz de producir degeneraciones malignas, incluso en dosis muy pequeñas, normalmente varios años después del comienzo de su acción sobre el organismo; hay substancias o agentes cuya acción cancerígena para el hombre está demostrada, mientras que muchos otros deben considerarse sospechosos porque pueden provocar cánceres en animales en condiciones experimentales, con una frecuencia, para concentraciones y en plazos muy diferentes.

Categorías especiales de trabajadores: Trabajadores que, debido a su edad (adolescentes, de edad avanzada), a su sexo (mujeres en edad de procrear, mujeres encintas, mujeres lactantes), a su estado físico (incapacitados) o a otra condición (por ejemplo, enzimática), pueden ser más sensibles a ciertas substancias nocivas que el trabajador medio; ello no implica forzosamente que los límites de exposición no sean válidos para estas categorías particulares, pero pueden no serlo para un individuo determinado perteneciente a una de ellas; por consiguiente, son necesarias ciertas precauciones de orden médico.

Contaminación: Impurificación del aire del medio ambiente de trabajo por un contaminante.

Contaminante: Sólido, líquido, vapor, gas, olor, microorganismo en suspensión en el aire, o cualquier combinación de estos elementos que, en determinadas concentraciones o cantidades, deterioran la calidad del medio ambiente de trabajo y/o la salud.

Control del medio ambiente de trabajo: Vigilancia sistemática de los riesgos a que están expuestos los trabajadores; puede efectuarse midiendo ciertos parámetros del medio ambiente de trabajo, en particular las concentraciones de substancias tóxicas en suspensión en el aire, o bien midiendo parámetros biológicos, en particular las concentraciones de substancias tóxicas o de sus metabolitos o ciertas reacciones orgánicas en la orina, la sangre o el aire espirado.

Efecto acumulativo: Consecuencia de una exposición reiterada a concentraciones de substancia tóxica, no necesariamente con efectos agudos; el efecto acumulativo se debe a que la cantidad excretada es inferior a la cantidad absorbida, o bien a que los efectos biológicos de cada exposición se van sumando.

Efectos combinados: Efectos derivados de la exposición simultánea a múltiples agentes físicos, químicos o infecciosos del medio ambiente de trabajo, como es normalmente el caso de la exposición profesional; estos efectos pueden ser independientes, o bien consecuencia de la suma de los efectos de los mismos agentes considerados aisladamente (efectos aditivos); con menor frecuencia, pueden ser más intensos que su suma (efectos sinérgicos) o bien más débiles que si hubieran actuado separadamente (efectos antagónicos).

Espacio confinado: Espacio en el cual la presencia de un trabajador puede estar justificada en casos excepcionales para efectuar trabajos de construcción, reparación o mantenimiento, y cuyo volumen es tan reducido que incluso una difusión uniforme de contaminantes desprendidos en pequeñas cantidades no siempre impide la formación de una concentración peligrosa en el lugar donde el trabajador respira; en espacios confinados deben observarse precauciones especiales para evitar la insuficiencia de oxígeno y la contaminación del aire, incluso en presencia de substancias que no serían consideradas nocivas en condiciones normales de ventilación y espacio.

Especialista de la protección sanitaria de los trabajadores: Especialista en problemas vinculados a la protección de la salud de los trabajadores contra riesgos profesionales, que actúa como asesor del empleador y de los trabajadores. Puede ser médico del trabajo, higienista industrial o ingeniero o técnico de seguridad, en el marco de un servicio organizado por la propia empresa o dependiente de un organismo exterior.

Estudio epidemiológico: Estudio de la influencia de diversos factores — constitución individual, exposición profesional, clima psicosocial y medio ambiente — sobre la etiología, distribución, prevalencia e incidencia de una enfermedad o de cualquier otro fenómeno biológico o social determinado.

Factor de seguridad: Margen de seguridad que se asigna a los límites de exposición durante su establecimiento, en el momento de extrapolar a los trabajadores los datos obtenidos de investigaciones experimentales o de estudios epidemiológicos. En lo que respecta a datos experimentales, los criterios de orientación sobre el valor numérico que debe asignarse a este factor coinciden más o menos en casos de intoxicación por vía oral: se tienen en cuenta ante todo la especie, el sexo y el peso del animal de laboratorio y los efectos biológicos de la substancia considerada. Por el contrario, en las intoxicaciones experimentales por vía de inhalación, que son las más importantes para el establecimiento de límites de exposición, los elementos de incertidumbre son todavía numerosos.

Fibra respirable: Toda estructura orgánica o mineral con una determinada relación longitud/diámetro que pueda depositarse en el tejido pulmonar y tener un efecto nocivo para la salud.

Gas: Estado de la materia caracterizado por la ausencia de forma propia y por un volumen variable como consecuencia de su expansibilidad o de su compresibilidad; la concentración de un gas o de un vapor en el aire se expresa ya sea en volumen — partes por millón de partes de aire (ppm o cm^3/m^3) —, ya sea en peso — miligramos por metro cúbico de aire (mg/m^3) — a la temperatura de 25° C y a la presión de 760 mmHg. Se puede pasar de una expresión a la otra, a la temperatura normal y a 760 mmHg de presión, mediante las fórmulas siguientes[1]:

valor en mg/m^3 = valor en ppm × masa molar/24,45

valor en ppm = valor en mg/m^3 × 24,45/masa molar

Cuanto más elevadas son la concentración en el aire y la solubilidad en la sangre y en los tejidos vivos de un gas o un vapor, tanto mayor es la absorción de la substancia en el organismo.

Gonadótropo: Substancia o agente capaces de afectar desfavorablemente a las glándulas sexuales.

Humo: Aerosol de un sólido finamente subdividido, formado por partículas de diámetro medio inferior a 1 µm, procedentes generalmente de una combustión en el aire, con la consiguiente suspensión de partículas sólidas (óxidos metálicos, cenizas, hollín), o de la condensación de un vapor.

Ingestión: Penetración por vía digestiva de una substancia tóxica o de otra índole en el organismo; si se observan los principios elementales de higiene personal, sólo ocurre raramente o por accidente en los lugares de trabajo.

Inhalación: Penetración de una substancia en el organismo por vía respiratoria. Es la principal vía de absorción de substancias tóxicas; llegadas al pulmón, estas substancias pueden quedar depositadas en el tejido o nódulos pulmonares (polvos insolubles) o bien pasar a la sangre (gases y vapores, humos, polvos solubles) a través de la superficie alveolar y alcanzar los centros nerviosos superiores sin sufrir ninguna filtración. La superficie alveolar es unas ocho veces mayor que la digestiva y unas cuarenta mayor que la piel; la absorción por esta vía es, pues, mucho más rápida y peligrosa que por las demás.

---

[1] Para temperaturas y/o presiones diferentes, es preciso modificar las fórmulas. Así, por ejemplo, para una temperatura ambiente de 20° C y la presión normal, la cifra 24,45 debe substituirse por 24,04.

Institución de investigación científica: Institución pública o privada o laboratorio especializado vinculado a una empresa.

Irritante: Substancia, generalmente en forma de gas, de aerosol o de polvo, o agente capaz de provocar reacciones inflamatorias en las vías respiratorias, los tejidos conjuntivos o la piel; los gases y vapores muy solubles — el amoníaco, por ejemplo — atacan preferentemente las vías respiratorias superiores; en cambio, los gases y vapores poco solubles, como el peróxido de nitrógeno, penetran más profundamente en el sistema respiratorio y son más peligrosos, pues entrañan un riesgo de edema pulmonar.

Límite de exposición a substancias nocivas en suspensión en el aire del medio ambiente de trabajo[1]*:* Concentración en el aire de una substancia nociva que, a la luz de los conocimientos científicos actuales, se estima que no provoca efectos perjudiciales — incluidos los efectos a largo plazo y los efectos sobre las generaciones futuras — sobre la salud de los trabajadores expuestos a ella a razón de 8 a 10 horas diarias y de 40 horas semanales; esta exposición es considerada aceptable por la autoridad competente que determina los límites de la misma, aunque la presencia de concentraciones inferiores al límite establecido no pueda garantizar completamente la salvaguardia de la salud de todos los trabajadores. Por tanto, el límite de exposición no constituye una línea de demarcación absoluta entre concentraciones inocuas y concentraciones nocivas, sino que sirve meramente de orientación a fines de prevención de riesgos.

Límite de exposición para exposiciones de corta duración: Concentración máxima a la que los trabajadores pueden estar expuestos durante a lo sumo 15 minutos sin sufrir una irritación insoportable, daños crónicos o irreversibles en los tejidos o una narcosis en grado suficiente para entrañar un riesgo de accidente, disminuir su capacidad de salvarse en caso de necesidad o reducir su rendimiento en el trabajo, a condición de que no estén expuestos a ella más de un número especificado de veces en el curso de un

---

[1] El Convenio núm. 148 y la Recomendación núm. 159, adoptados en 1977 por la Conferencia Internacional del Trabajo, utilizan la expresión general «límite de exposición». Este término reemplaza las expresiones antiguas de «concentración máxima admisible», «límite admisible», «umbral», etc., sin entrar en el detalle de «valor tope» o «media ponderada». Hay razones, en efecto, para abandonar tales expresiones, pues parecen implicar una aprobación administrativa o legal que no siempre existe o tener en cuenta una evaluación biológica que no puede generalizarse a todos los trabajadores.

día y sin un intervalo mínimo especificado entre dos exposiciones sucesivas, y siempre que la exposición media diaria no exceda del límite medio ponderado (media ponderada).

Límite de fluctuación tolerado: Desviación más allá del límite medio ponderado que la autoridad competente o el organismo responsable de los límites de exposición consideran admisible.

Límite medio ponderado: Media de concentraciones ponderada en el tiempo que puede adoptarse como límite de exposición para substancias que tienen efectos acumulativos o para aquellas entre cuyas concentraciones nocivas y concentraciones inocuas existe un margen de seguridad bastante amplio, siempre que no se exceda el límite de fluctuación tolerado.

Medio ambiente de trabajo: La atmósfera de los puestos de trabajo, se hallen en locales cerrados o bien al aire libre; en el caso de locales cerrados, puede verse afectada por el aire contaminado procedente de otros puestos de trabajo.

Mutágeno: Substancia o agente capaz de provocar cambios repentinos y permanentes de uno o varios caracteres hereditarios, en general modificando uno o varios genes; si tales cambios se producen solamente en celulas somáticas (por ejemplo, las células de la sangre), no se transmiten a la descendencia.

Niebla: Aerosol consistente en pequeñas gotas (por ejemplo, de aceites o ácidos).

Nivel de acción: Nivel de exposición de los trabajadores a substancias nocivas en suspensión en el aire del medio ambiente de trabajo, que debe determinar la autoridad competente; netamente inferior al límite de exposición, no requiere normalmente la aplicación de todas las medidas de prevención, por ejemplo las de carácter médico, que a menudo son necesarias para exposiciones superiores a dicho nivel. El nivel de acción es generalmente igual o inferior a la mitad del límite de exposición.

Polvo: Materia sólida en forma de partículas en suspensión en el aire, cuyas dimensiones son superiores a las de las partículas de un humo. El polvo suele ser producido por desgaste mecánico de una materia sólida, y puede ejercer efectos biológicos diversos (por ejemplo, fibrógeno, tóxico o una mezcla de ambos). La concentración de polvo en el aire se expresa en peso (mg/m^3) o en número de partículas por cm^3, pero para obtener resultados comparables es preciso conocer la gama de tamaños de partículas.

Polvo fibrógeno: Polvo mineral capaz de provocar un aumento del tejido conjuntivo pulmonar con alteración permanente de la estructura del pulmón; este aumento puede ser nodular o irregular; los tipos más corrientes son la sílice libre cristalina (el cuarzo y sus variedades alotrópicas, por ejemplo, la tridimita y la cristobalita, todavía más peligrosas que el propio cuarzo) y el amianto.

Polvo inerte: Polvo que no es tóxico ni fibrógeno. Puede acumularse en el pulmón sin alterar su estructura, pero si se inhala en gran cantidad puede entorpecer el funcionamiento del aparato respiratorio.

Polvo respirable: Fracción del polvo total que pasa a través de un selector de características definidas, semejantes a las de las vías respiratorias humanas[1].

Polvo total: Todo el polvo en suspensión en el aire que se capta en la toma de muestras (sin seleccionar el tamaño de las partículas).

Polvo tóxico: Polvo no fibrógeno, formado normalmente de compuestos solubles o parcialmente solubles, capaz de producir efectos perjudiciales agudos o crónicos en órganos específicos que incluyen las vías respiratorias y más allá de ellas.

Producto substitutivo: Substancia que ofrece las mismas ventajas técnicas que un producto dado, pero que es inocua o menos nociva.

Puesto de trabajo: Lugar donde se hallan con carácter permanente o temporal los trabajadores encargados de la ejecución o de la supervisión de

---

[1] La definición de polvo respirable varía según los Estados Miembros. Algunos de ellos siguen la definición adoptada por la Convención de Johannesburgo de 1959 y más tarde por el Consejo Británico de Investigaciones Médicas; otros se atienen a la definición actual que aplica la Conferencia Americana de Higienistas Industriales Gubernamentales (ACGIH); en algunos Estados Miembros la definición varía según la índole del polvo.

Convención de Johannesburgo (1959)

Diametro aerodinámico (µm) (esfera de densidad 1)	Porcentaje de polvo que pasa por el selector
2	98
2,5	88
3,5	76
5,0	50
7,1	0

ACGIH (1979)

Diámetro aerodinamico (µm) (esfera de densidad 1)	Porcentaje de polvo que pasa por el selector
2	90
2,5	75
3,5	50
5,0	25
10,0	0

una operación de trabajo; cuando ésta se efectúa en diferentes puntos de un mismo local, todo él es considerado como puesto de trabajo.

Relación dosis-efecto: Acción que una substancia puede ejercer en el organismo (es decir, sobre ciertos parámetros biológicos) según la dosis absorbida; depende de la concentración de la substancia en el aire inhalado y de la duración de la exposición, así como de la variabilidad del propio individuo y de las condiciones locales.

Relación dosis-respuesta: Acción que una substancia puede ejercer en un grupo de individuos, según la dosis absorbida; se evalúa por el porcentaje de individuos que presentan un efecto de carácter e intensidad dados. La relación dosis-respuesta puede ser:

a) *lineal,* cuando la respuesta es directamente proporcional a la dosis;

b) *no lineal,* cuando la respuesta no es directamente proporcional a la dosis;

c) *todo o nada,* cuando debe alcanzarse una dosis «umbral» para que se produzca una respuesta.

Residuo: Desechos sólidos o líquidos procedentes de actividades industriales, comerciales o agrícolas; basuras, lubricante usado, escombros, contenedores vacíos, desechos radiactivos y desperdicios de toda índole.

Riesgo: Probabilidad de que se produzca un deterioro en la salud como consecuencia de la exposición a una substancia determinada. El nivel del riesgo no depende, pues, solamente de la toxicidad intrínseca de la substancia, sino también de la forma de utilizarla y de la tasa de absorción.

Salud: Estado de completo bienestar físico, mental y social, y no meramente ausencia de enfermedad o de incapacidad.

Sensibilizante: Substancia que puede hacer una o varias vías o sistemas del organismo más sensibles a un estímulo al cual no lo eran tanto anteriormente.

Substancia nociva: Substancia o mezcla de substancias capaces de dañar la salud o la seguridad de los trabajadores durante su empleo, después de cesar su actividad laboral o en generaciones futuras.

Substancia radiactiva: Substancia que emite radiaciones ionizantes como consecuencia de la desintegración del núcleo de sus átomos; la radiotoxicidad es mucho más elevada que la toxicidad química y depende de la radiactividad de la substancia (número de desintegraciones nucleares por unidad de tiempo), de la naturaleza de las radiaciones emitidas, de la duración de la radiactividad (período) y del metabolismo de la substancia en el organismo. Las substancias radiactivas pueden asumir la forma de partículas muy finas (inferiores a 1 μm).

Teratógeno: Substancia o agente que puede provocar, después de la concepción, el desarrollo de deformaciones *in utero,* cuyo resultado es el aborto o el nacimiento de un ser deforme.

Toxicidad: Capacidad de una substancia de provocar una perturbación reversible o irreversible de los procesos fisiológicos normales de uno o varios aparatos del organismo; puede producir efectos asfixiantes, cancerígenos, irritantes, mutágenos, radiactivos, sensibilizantes, teratógenos, etc.; las pruebas de toxicidad a corto plazo son experimentos consistentes en la administración de la substancia tóxica durante un período correspondiente a un décimo de la duración de la vida del animal de laboratorio; las pruebas de toxicidad a largo plazo se realizan durante casi toda la vida del animal.

Valor tope: Concentración en el aire inhalado que no debe sobrepasarse en ningún momento.

Vapor: Fase gaseosa de una substancia que es líquida a la temperatura y presión ordinarias. Tensión de vapor es la presión del vapor en el medio que lo contiene; cuanto mayores son la presión del vapor y la temperatura, mayor es la cantidad de líquido que puede evaporarse.

B. Reunión de Expertos sobre los límites de exposición a substancias nocivas en suspensión en el aire (Ginebra, 21-28 de noviembre de 1977)

Asistieron a la reunión las personas siguientes:

Expertos nombrados a propuesta de los gobiernos:

Dr. A. Rothan (Francia), médico jefe del Servicio de Inspección Médica del Trabajo y de la Mano de Obra, Dirección de Relaciones de Trabajo, Ministerio de Trabajo, París *(presidente).*

Dr. A. Paulino (Brasil), presidente de la Asociación Nacional de Medicina del Trabajo, Santos *(ponente.).*

Sr. M. Bauer (Checoslovaquia), director adjunto del Instituto de Investigación en Seguridad del Trabajo, Praga.

Dr. Reynaldo Franco (Argentina), jefe del Departamento Técnico Legal, Dirección Nacional de Higiene y Seguridad en el Trabajo, Ministerio de Trabajo, Buenos Aires.

Dr. Jorma Rantanen (Finlandia), director general del Instituto de Higiene del Trabajo, Helsinki.

Dr. H. Sakabe (Japón), director del Instituto Nacional de Higiene Industrial, Kawasaki.

Sr. S. J. Silk* (Reino Unido), jefe de la Unidad de Higiene del Trabajo, HM Factory Inspectorate, Londres.

Dr. I. P. Ulanova (URSS), jefe del Laboratorio de Toxicología, Instituto de Higiene Industrial y Enfermedades Profesionales, Academia de Ciencias Médicas de la URSS, Moscú.

Dr. S. H. Zaidi (India), director del Centro de Investigaciones sobre Toxicología Industrial, Lucknow.

Expertos nombrados tras consulta del Grupo de los Empleadores del Consejo de Administración de la OIT:

Sr. P. E. Arscott*, consejero en seguridad, Federación de Empleadores Técnicos, Londres.

Dr. J. A. Bisby, consejero médico principal del Grupo de Compañías Shell en Australia, Melbourne.

Dr. J. W. Charters, director médico de The Steel Company of Canada Limited, Hamilton.

Sr. Julio César Durán, Unión Industrial Argentina, Buenos Aires.

Profesor G. Gerhardsson, asesor científico de la Confederación de Empleadores de Suecia, Estocolmo.

Sr. H. Loskant, jefe de medicina del trabajo, Hoechst AG, Confederación de Asociaciones de Empleadores de la República Federal de Alemania, Francfort.

Sr. I-fang Mao, jefe del Departamento de Seguridad e Higiene, Tatung Company, Taipei.

Sr. M. Mizuno, director de la División Internacional, Federación Japonesa de Asociaciones de Empleadores, Tokio.

Dr. Paulo Monteiro Mendes, presidente de la Comisión Técnica Permanente de Higiene y Seguridad Industrial del Departamento Nacional del Servicio Social de la Industria (SESI), Confederación Nacional de la Industria, Rio de Janeiro.

Dr. P. V. Thacker*, especialista jefe de higiene industrial, Tata Services Limited, Fort (Bombay).

Expertos nombrados tras consulta del Grupo de los Trabajadores del Consejo de Administración de la OIT:

Sr. A. Bornet, Confederación General del Trabajo (CGT), París.

Sr. M. Casadei*, Federación de Trabajadores de las Industrias Textil, Química y Papelera, Ciba-Geigy, Servicio de Seguridad del Trabajo, Basilea.

Sr. F. Chafe*, asistente ejecutivo del presidente del Congreso del Trabajo del Canadá, Ottawa.

Sr. J. P. Hamilton, especialista en seguridad, Departamento de Seguridad Social y Bienestar Profesional, Congreso Sindical, Londres.

Sr. V. Nikitin, subdirector del Instituto Central Pansindical de Investigación sobre la Protección del Trabajo, Consejo Central de la Confederación de Sindicatos de la URSS, Moscú (*Asesor personal:* Sr. A. I. Turcaninov, Consejo Central de la Confederación de Sindicatos de la URSS, Moscú).

Sr. T. Reynolds, Departamento de Compensación del Trabajo, Consejo del Trabajo de Nueva Gales del Sur, Sydney.

Sr. Markku Toropainen, Organización Central de Sindicatos de Finlandia (SAK), Helsinki.

Sr. K. N. Trivedi, especialista en seguridad, Federación Nacional de Mineros de la India, Bihar.

Los expertos cuyos nombres van seguidos de un asterisco formaron parte del Grupo de Trabajo constituido por la Reunión de Expertos para examinar el Repertorio de recomendaciones prácticas.

Estuvieron representadas en la Reunión las organizaciones internacionales siguientes:

Organización Mundial de la Salud; Comisión Económica de las Naciones Unidas para Europa; Programa de las Naciones Unidas para el Medio Ambiente; Registro Internacional de Substancias Químicas Potencialmente Tóxicas; Comisión de las Comunidades Europeas; Asociación Internacional de la Seguridad Social; Centro Internacional de Investigación sobre el Cáncer; Organización Internacional de Empleadores; Confederación Mundial del Trabajo; Organización Internacional de Normalización; Comisión Permanente y Asociación Internacional de Medicina del Trabajo.

Indice alfabético

* Los términos o expresiones seguidos de un asterisco están definidos en el glosario.

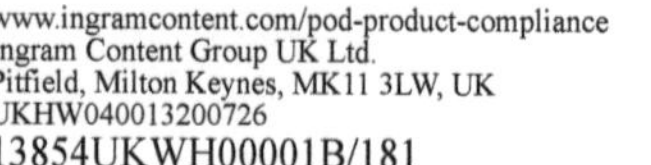
www.ingramcontent.com/pod-product-compliance
Ingram Content Group UK Ltd.
Pitfield, Milton Keynes, MK11 3LW, UK
UKHW040013200726
13854UKWH00001B/181